临证实用学苑

药性赋

尤松鑫　重订

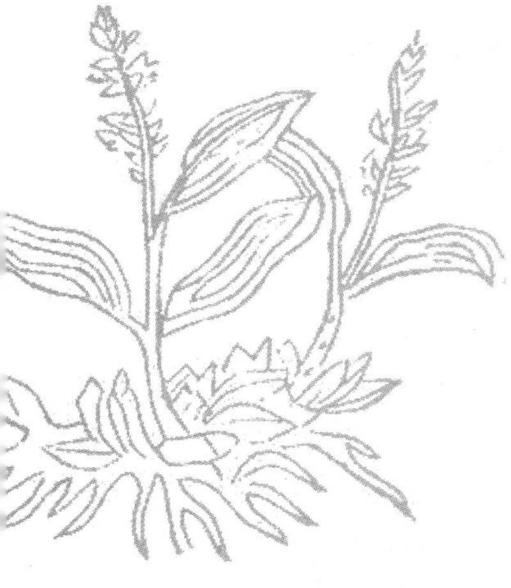

人民卫生出版社
·北　京·

图书在版编目（CIP）数据

临证实用学苑药性赋 / 尤松鑫重订．—北京：人民卫生出版社，2021.3

ISBN 978-7-117-31302-5

Ⅰ. ①临…　Ⅱ. ①尤…　Ⅲ. ①中药性味　Ⅳ. ①R285.1

中国版本图书馆 CIP 数据核字（2021）第 036135 号

临证实用学苑药性赋
Linzheng Shiyong Xueyuan Yaoxingfu

重　　订　尤松鑫
出版发行　人民卫生出版社（中继线 010-59780011）
地　　址　北京市朝阳区潘家园南里 19 号
邮　　编　100021
印　　刷　三河市宏达印刷有限公司（胜利）
经　　销　新华书店
开　　本　889×1194　1/64　　印张：3.5
字　　数　65 千字
版　　次　2021 年 3 月第 1 版
印　　次　2021 年 4 月第 1 次印刷
标准书号　ISBN 978-7-117-31302-5
定　　价　35.00 元

E - mail　pmph @ pmph.com
购书热线　010-59787592　010-59787584　010-65264830
打击盗版举报电话：010-59787491　E- mail：WQ @ pmph.com
质量问题联系电话：010-59787234　E- mail：zhiliang @ pmph.com

前言

南京中医药大学（其前身为江苏省中医进修学校）成立于1958年，并于同年开始招收本科学生。为教学需要，当时的本草教研组（组长为黄雅容老师）编写了一本供学生背诵用的小册子——《中药学药性赋》，收集常用药288种，按主要功用分为19类，以辞赋形式展开，方便诵读。本人至今尚不时翻阅，除备感亲切之外，更觉其临证价值依然不减，实有重新倡导之必要。因囿于时代关系，原文由集体编写，出多人之手，故选材造句或有差异，用韵亦偶见不规。现不揣愚陋，谨假以时日，自行重加审订，以飨同志；或亦期望将有益于后学，则不胜幸甚！

篇中少数药目，现已少用甚至已因逐渐消亡而不用。如有些因涉濒危野生动物而受禁（犀角、虎骨之类）；有些则随时代及生活环境的改变而难以寻觅（如伏龙肝），但此次重订并未加改动，一则为忠于原著，一则以为，保留此类药本身，也可为寻求相类或可作替代用的药物提供某些参照依据。正如已有同道在试探着用水牛角代犀角，其他动物骨骼替代虎骨；有人还曾主张用烧制的红砖打碎后替代伏龙肝；麝香，牛黄则早已有人工制剂等等。盖此篇原为供学生在校园内诵读所需而作，故特更名为《临证实用学苑药性赋》，以资与旧编及业内流传之相关书册加以区分。另外，为了押韵便于记忆，并保留上一版原版内容，有些中药名称使用了别称或其他名称，特此说明。

原作为前辈所赐，故笔者重订时至为谨慎，然限于水准，舛谬、疏漏在所难免，还望阅者不吝指正。

尤松鑫

2020 年 8 月

凡例

事物繁简之间，颇难合度。繁则易多易杂，简则易少易乏；多而杂则头绪百端，把握甚难；少而乏则不敷应用，动辄掣肘。而临证用药，亦甚难避此等尴尬境遇。此篇赋韵，特选常用药物280余种，当属偏“简”，虽有“简明”之便，或难免“少”“乏”之窘。故临证当以此为基础而扩充之，方可渐近妥善。愚意还以掌握500味左右为当（根据本人感受和粗略考察，一般医家习惯用药的品种范围，应在150～200味。日本曾有医家统计，在《伤寒杂病论》中，所用药物仅为90余种）。此可在临证过程中，逐渐依据本人不同体验而增益之。如能娴熟掌握每味药材，当然药味数量应是“多多益善”了。

药物功用每具多样性。此赋以主要功能归入治法之中，为临证使用带来方便，也可因之而展现其一定的“临证实用”特色；但对每味药的其他作用，除赋中已表达者，也应通过对有关中药教材及历代较有代表性专著的学习而加以掌握。

因于目的要求之不同，赋中甚难体现出中药学中的一些主要理论，如“药物归经”“四气五味”“升降浮沉”“虚实补泻”等等规则，学者也当由其他渠道而补足之。

赋中药物之功用多属常用者，如经特殊炮制，其用法用量每可加以改变，如麻黄生用“发汗解表”，量宜偏小，炙用则“主在平喘”，量可略增，诸如此类。这些经过临证也可以渐行熟悉并加掌握。

临证时药物每需组方施用。方中药物随配伍之不同，作用或可与单味违异。此时当遵方意，不得违拗。如大黄苦寒，每与芒硝、厚朴、枳实合成大承气汤而用于需峻下热结之证，但经与附子、细辛配伍即为大黄附子汤，则反而转宜于寒积里实证了。

此赋诵读，当气韵连续，必须将药名融入其中，日久方可脱口而出、应用自如。如以首味药麻黄为例，请勿读成“麻黄——发汗平喘而利水”，而应读为“麻黄、发汗平喘而利水”；更不可不读“麻黄”，只读“发汗平喘而利水”，且读时应以出声且可自闻为佳，以期事半功倍。余可类推。

篇末设有附录。《十八反歌》《十九畏歌》《妊娠服药禁忌歌》等，历来即为中医必读之文，故予列入。龚廷贤之《药性歌括四百味》，以“草”“木”等种属编缀，文字较多，相对烦复，但内容较完备，也录入以供比对；有志趣者，不妨选读。药物用量与疗效密切相关，特列入《旧制市斤、两、钱、分、厘与公制公斤、克数之间的换算》以及《关于汉唐时代古医籍中药物用量“两”的考证》两节，亦备以参考。而煎药与服药法，医者及病家每易轻忽，故于末后再作提示，以冀规避差错甚至危害，确保疗效。

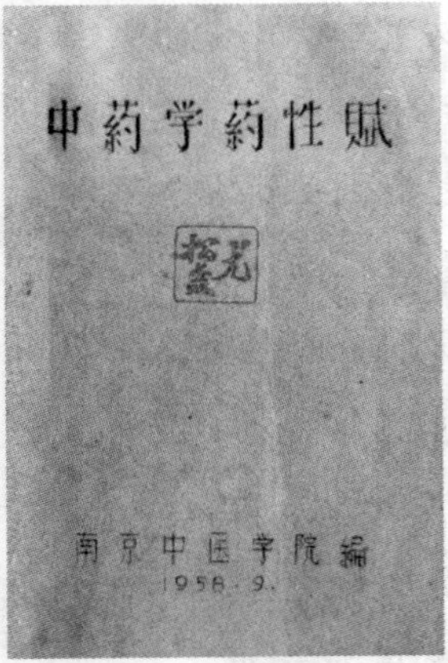

中药学药性赋

南京中医学院编

1958.9.

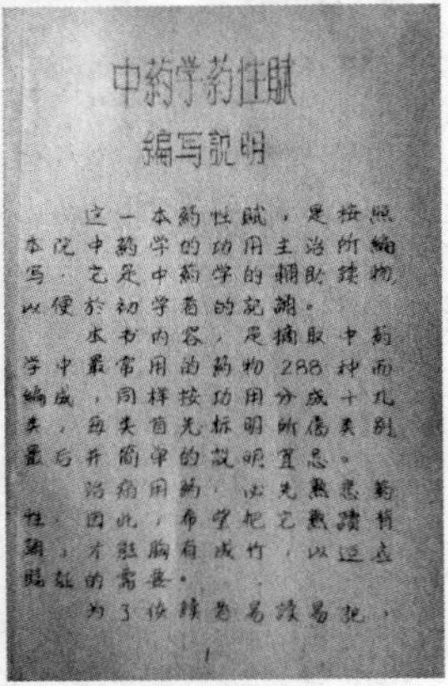

中药学药性赋

编写説明

这一本药性赋，是按照本院中药学的功用主治所编写，它是中药学的辅助读物，以便於初学者的記诵。

本书内容，是摘取中药学中最常用的药物288种而编成，同样按功用分成十九类，每类首先标明所属类别，量与并简单的説明宜忌。

治病用药，必先熟悉药性，因此，希学把它熟读背诵，才能胸有成竹，以适应临証的需要。

为了使读者易读易记，

1

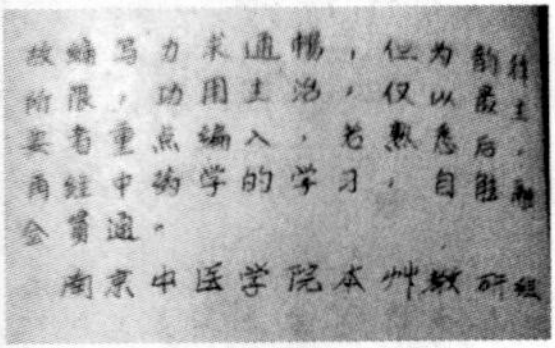

故编写力求通畅，但为韵什所限，功用主治，仅以最主要者重点编入，若熟悉后，再结合中药学的学习，自能融会贯通。

南京中医学院本草教研组

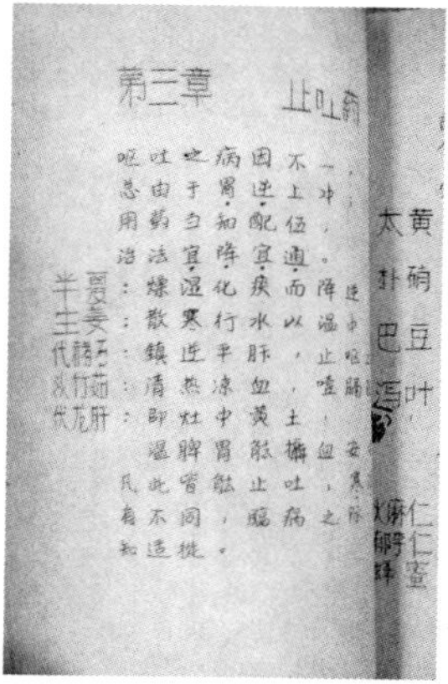

第三章　止呕药

呕吐之病因不一，
总由于胃逆上冲；
用药当知配伍，
治法宜降宜通。
半夏：燥湿化痰而降逆
生姜：散寒行水以温中
代赭石：镇逆平肝，止呕
淡竹茹：清热凉血，噎膈
伏龙肝：即灶中黄土，
温脾胃能摄血安
凡此皆能止吐，
有不同，临病之
知选择。

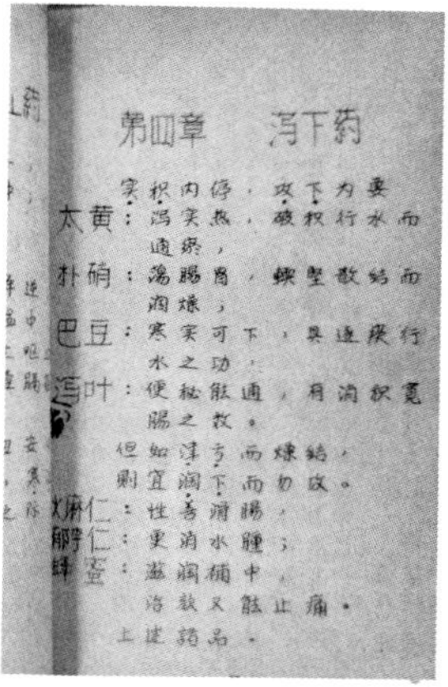

第四章　泻下药

实积内停，攻下为要。
大黄：泻实热，破积行水而通瘀；
朴硝：荡肠胃，软坚散结而润燥；
巴豆：寒实可下，具逐痰行水之功；
番泻叶：便秘能通，有消积宽肠之效。
但如津亏而燥结，
则宜润下而勿攻。
火麻仁：性善滑肠，
郁李仁：更消水肿；
蜂蜜：滋润补中，
治咳又能止痛。
上述药品。

目录

附录

㊀ 解表药

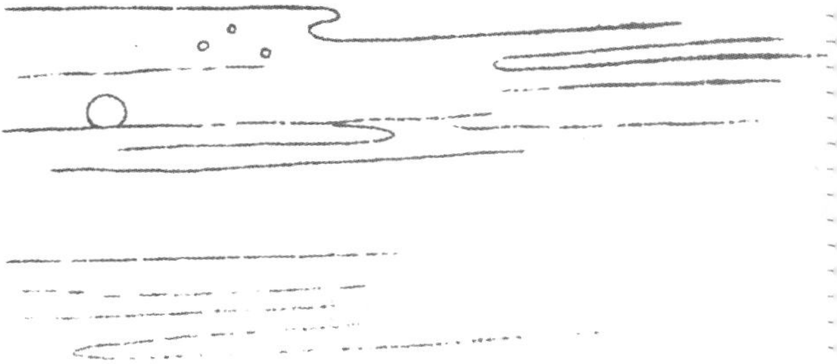

麻黄	桂枝	细辛
荆芥	紫苏	防风
藁本	白芷	葱白

外感必须解表，用药需辨温凉。
如属风寒，温散为良。
麻桂细辛荆苏防，藁本白芷葱白乡。

麻黄	发汗平喘而利水，
桂枝	解肌温经以通阳；
细辛	散风寒而温行水气，
荆芥	利咽喉而理血疗疮；
紫苏	能化痰利气，解郁安胎，
防风	主外感风邪，身痛项强；
藁本	治头痛于巅顶，
白芷	疗鼻渊与疮疡；
葱白	发表和里，尤能祛寒通阳。

柴胡	葛根	升麻
豆豉	薄荷	桑叶
菊花	牛蒡	蝉蜕
浮萍		

若夫风热，宜投辛凉。
柴葛升麻豉薄荷，桑菊蒡蝉浮萍良。

柴胡	能和解升阳、调经解郁，
葛根	主生津止利、项背痉强；
升麻	解毒升阳，斑疹可透，
豆豉	除烦泄热，懊侬宜尝；
薄荷	宣肺利咽，瘾疹宜用，
桑叶	散风明目，感冒须从；
菊花	清头目疗疮解毒，
牛蒡	利咽喉透疹祛风；
蝉蜕	宣肺解痉，
浮萍	行水消肿。

㊁ 涌吐药

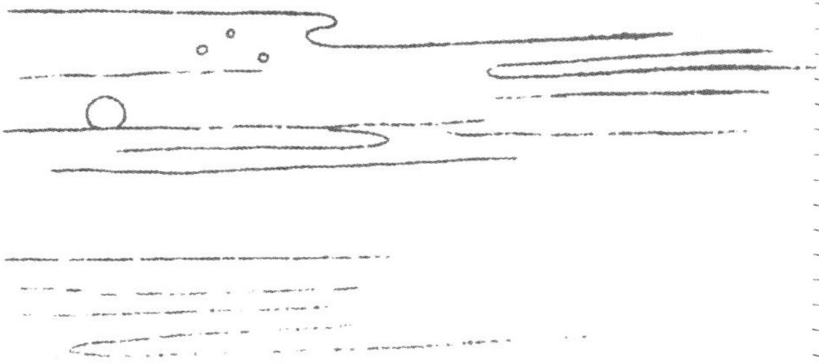

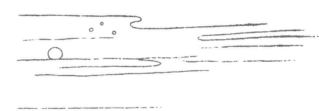

瓜蒂　藜芦
常山　胆矾

涌吐之剂，性毒猛厉。

药有瓜蒂藜芦常山胆矾，禁投胎前产后老弱体虚。

瓜蒂	吐热痰与宿食，治发黄可吹鼻而取涎，
藜芦	吐风痰亦杀虫，宜为散而不入于汤剂；
常山	吐顽痰而截疟，
胆矾	治惊痫与喉痹。

㊂ 止吐药

半　夏　生　姜　代赭石

竹　茹　伏龙肝

呕吐病因不一，总由胃逆上冲。

半夏生姜代赭石，竹茹灶土可建功。

半　夏	燥湿化痰而降逆，
生　姜	散寒行水以温中；
代赭石	镇逆平肝，止呕止血，
竹　茹	清热凉血，噎膈能通；
伏龙肝	即灶中黄土，温脾胃能摄血安中。

四 泻下药

大 黄　　芒 硝　　巴 豆

番泻叶　　火麻仁　　郁李仁

蜂 蜜

积滞内停，当辨虚实；

从标从本，或润或攻。

大黄芒硝巴豆泻叶，火麻郁李蜂蜜随从。

大　黄	泻实热，破积行水兼通瘀滞，
芒　硝	荡肠胃，软坚散结润燥力猛；
巴　豆	寒实可下，具逐痰行水之效，
番泻叶	便秘能通，有消积宽肠之功；
火麻仁	性善滑肠，
郁李仁	更消水肿；
蜂　蜜	滋润且兼补中，治咳又能止痛。

⑤ 利尿逐水药

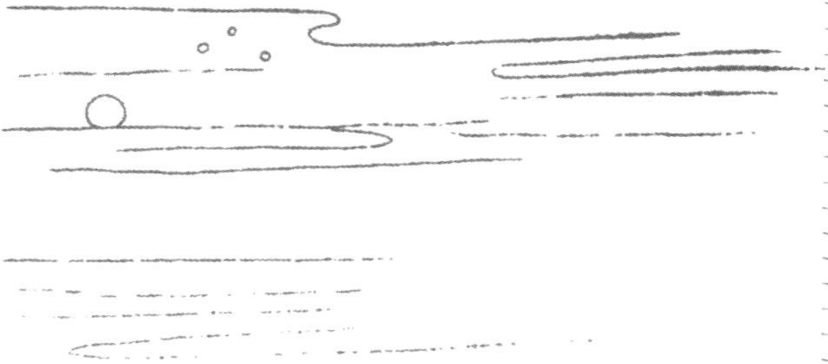

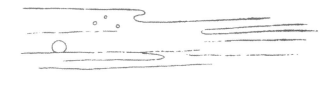

木　通　车前子　萹　蓄
瞿　麦　海金沙　地肤子
茯　苓　猪　苓　泽　泻
防　己

小便淋痛，利尿为宜。
水湿停留，法当通利。
木通车萹瞿金沙，地肤二苓泽防己，
滑石苡仁赤小豆，冬瓜子能显神奇。

木　通	清心利水，下乳通经，
车前子	止泻通淋，明目治痹；
萹　蓄	清湿热而杀三虫，
瞿　麦	利小便兼通血闭；
海金沙	泻湿热，中满能除，
地肤子	利膀胱，癞疝可医；
茯　苓	渗湿而安神培脾，
猪　苓	治水而肿满可愈；
泽　泻	利水通淋常获效，
防　己	祛湿消肿堪无虞；

滑　石　　薏仁米
赤小豆　　冬瓜子

滑　石	消暑除烦，泻利可止，
苡仁米	健脾补肺，湿痹能祛；
赤小豆	利水排脓，消水肿有望，
冬瓜子	清热解毒，愈肺痈可期。

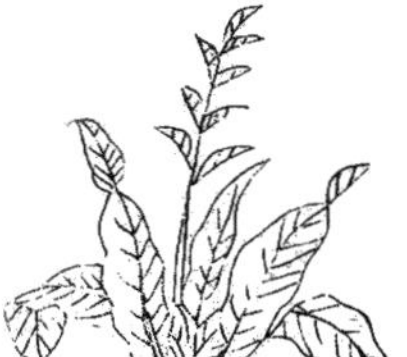

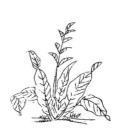

大戟　芫花　甘遂
商陆　牵牛子　葶苈子

至若湿盛水肿，非攻逐难以使平；
唯其药皆峻烈而有毒，
故忌施于孕妇及虚人。
大戟芫遂并商陆，牵牛葶苈皆审慎。

大　戟	泄水邪之肿满，
芫　花	祛停饮之喘鸣；
甘　遂	泻水功同，善行经隧，
商　陆	外敷痈肿，疮毒能平；
牵牛子	消水肿，具逐水杀虫之效，
葶苈子	泻肺气，有平喘利尿之能。

⑥ 祛风湿药

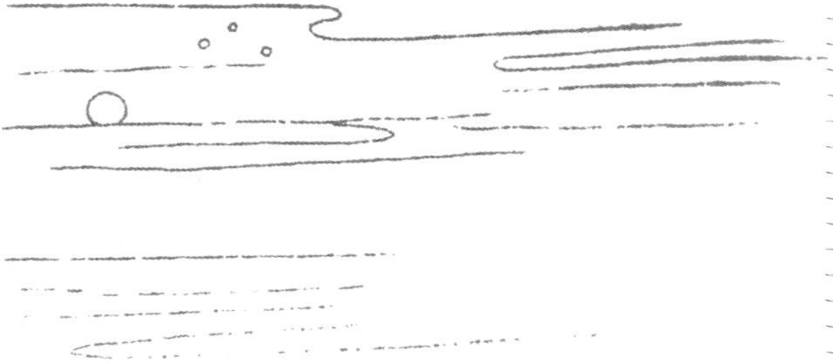

羌　活　独　活　苍　术
秦　艽　桑寄生　五加皮
豨莶草　晚蚕沙　虎　骨
木　瓜

风湿初起，发散为宜；
流连关节，则需疏通。
羌独苍艽寄五加，豨蚕虎骨木瓜奉。

羌　活	祛风湿而散表邪，
独　活	通经络而治身痛；
苍　术	健脾止泻，痿躄足弱可愈，
秦　艽	和血舒筋，骨蒸潮热见功；
桑寄生	强筋骨更可安胎，
五加皮	理脚气亦消水肿；
豨莶草	治四肢麻痹，风湿之变，
晚蚕沙	疗肢节不遂，筋挛可松；
虎　骨	追风健骨，惊痫能平，
木　瓜	霍乱转筋，脚气堪用。

㊆ 祛寒药

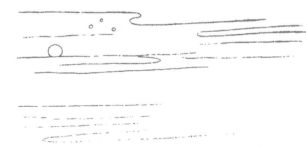

附　子　乌　头　肉　桂

干　姜　高良姜　吴茱萸

丁　香　草　果

病因寒邪，症象不一，

治宜温热，理所必然。

附乌桂姜姜萸丁，草果椒茴艾荔囊。

附　子	主补火温中，救亡阳厥逆，
乌　头	治大寒腹痛，疗风痹拘挛；
肉　桂	补火助阳，经闭疝瘕可治，
干　姜	温中通脉，腹痛吐利能安；
高良姜	治胃痛，攻冲作呕，
吴茱萸	主寒疝，吐利吞酸；
丁　香	暖胃而止痛降呃，
草　果	温脾而截疟除痰；

蜀椒 茴香
蕲艾叶 荔枝核

蜀　椒	逐寒湿，为蛔痛之要药，
茴　香	健脾胃，乃疝气之良丹；
蕲艾叶	理气血，能调经止漏，
荔枝核	行滞气，疗腹痛癞疝。

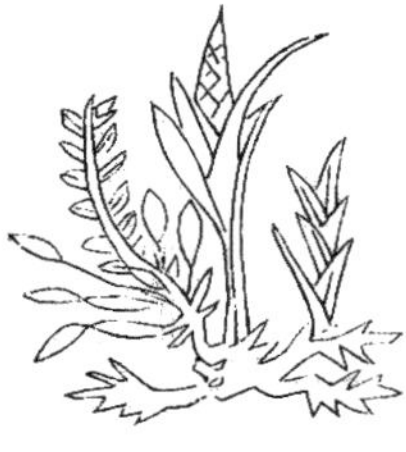

⑧ 祛暑药

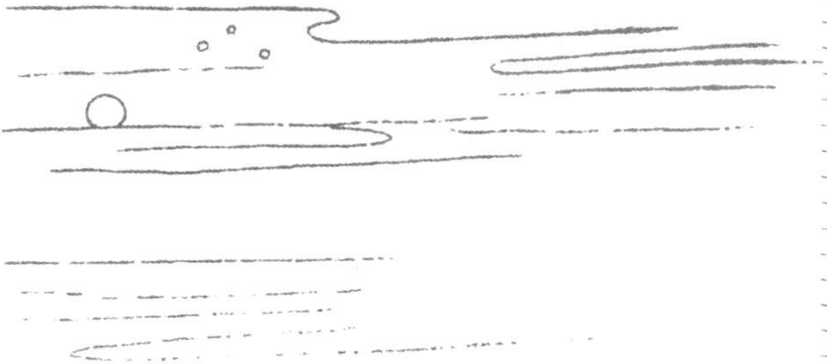

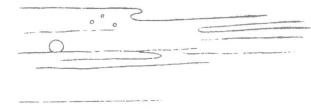

香薷　藿香　佩兰
青蒿　扁豆　绿豆
西瓜　荷叶

暑病亦分表里，症多兼湿兼风。
薷藿佩蒿扁绿豆，西瓜荷叶分途用。

香薷	发汗解暑而行水，
藿香	理气化湿兼和中；
佩兰	祛湿热脾瘅，属芳香之效，
青蒿	主骨蒸潮热，有治疟之功；
扁豆	治暑湿之吐泻，
绿豆	清热毒而消痈；
西瓜	却暑除烦，大利小便，
荷叶	升清化浊，和血消肿。

九 清热药

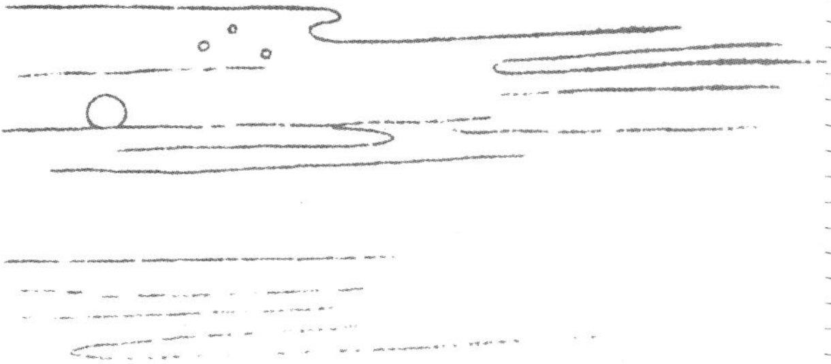

石　膏　知　母　玄　参
栀　子　夏枯草　鲜芦根
决明子　夜明沙

火热内盛，清降则已。
膏知玄栀夏枯草，芦根决明夜明举。

石　膏	除大热烦渴，狂躁发斑，
知　母	疗劳嗽骨蒸，二便不利；
玄　参	滋阴解毒，化斑疹而清咽喉，
栀　子	降火除烦，治黄疸而通淋闭；
夏枯草	清肝明目，瘰疬能消，
鲜芦根	止呕除烦，肺痈可医；
决明子	医青盲而理头风，
夜明沙	治雀目而退障翳。

黄 连　　黄 芩　　黄 柏

苦 参　　龙胆草　　鸦胆子

茵陈蒿　　北秦皮

倘因湿热，苦燥能清。

连芩柏苦龙胆鸦；茵陈秦皮皆堪珍。

黄　连	清心火而除烦，呕吐泻痢可愈，
黄　芩	泻肺热以止嗽，腹痛泄泻能平；
黄　柏	善治疮疡，为带浊痿躄所用，
苦　参	宜于血痢，治疳疾疥癣具能；
龙胆草	泻肝胆之火邪，目赤惊痫能疗，
鸦胆子	祛大肠之湿热，赤白久痢可清；
茵陈蒿	治黄疸极效，
北秦皮	除热痢如神。

银　花　连　翘　紫地丁

蒲公英　山豆根　大青叶

青　黛　射　干

伤于热毒，清解是宜。

银翘地丁蒲公英，豆根大青黛射齐。

银　花	主上焦温病，治血痢痈疽，
连　翘	清心肺热邪，疔疮疡瘰疬；
紫地丁	治疔毒称能，
蒲公英	消乳痈效奇；
山豆根	除咽喉肿痛，
大青叶	消斑疹疫疠；
青　黛	疗惊痫疳热口疮，
射　干	治咳逆痰涎喉痹。

犀　角　生　地　牡丹皮
地骨皮　银柴胡　白头翁
白　薇　紫　草

如属血分实热，清热凉血可挡。
犀地丹皮地骨皮，银柴头翁薇紫藏。

犀　角	定惊解毒，治斑疹吐衄，
生　地	凉血生津，疗热盛阴伤；
牡丹皮	散瘀凉血有效，
地骨皮	骨蒸消渴宜尝；
银柴胡	清虚热颇佳，
白头翁	治血痢功良；
白　薇	治风温，乃清理虚热之要药，
紫　草	解血毒，有清热透疹之擅长。

⑩ 理气药

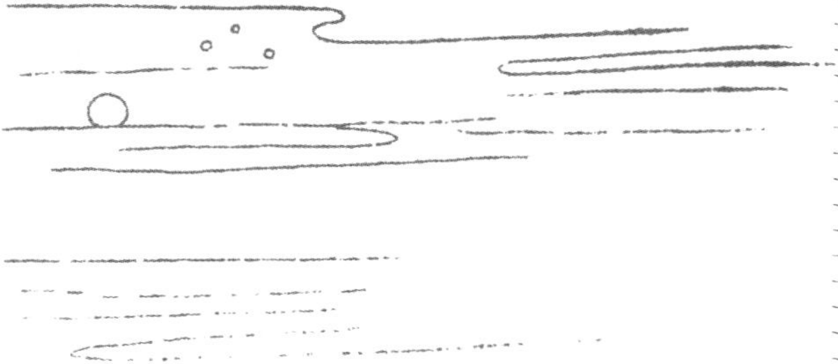

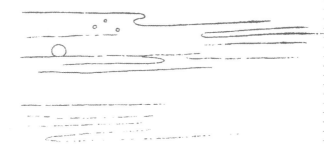

香附	木香	乌药
橘皮	青皮	佛手
砂仁	蔻仁	厚朴
枳实		

气机阻滞，胀痛攻窜；
法宜理气，功主疏通。
香附木香乌橘青，佛砂蔻仁朴枳从，
腹皮薤白沉檀香，柿蒂刀豆均堪用。

香附	解郁疏肝，能调经止痛，
木香	健脾止泻，治后重气壅；
乌药	主顺气宽胸，反胃吐食，
橘皮	治湿痰咳嗽，健脾和中；
青皮	疗乳胁胀满，疝瘕可施，
佛手	主食欲不振，脘腹乃松；
砂仁	醒脾胃而调中，安胎止泻，
蔻仁	化湿邪而解酒，止呕宽胸；
厚朴	温中，治腹痛胀满吐利，
枳实（壳）	破气，疗脘痞积滞肠风；

大腹皮　　薤白头　　沉　香
檀　香　柿　蒂　刀　豆

大腹皮	治泄泻水肿，有利水宽中之效，
薤白头	主寒郁胸痹，具通阳散结之功；
沉　香	温脾肾之阳，吐逆喘息可降，
檀　香	理中焦之气，腹痛噎塞能通；
柿　蒂	能治噫气呃逆，
刀　豆	恰与柿蒂功同。

十一 理血药

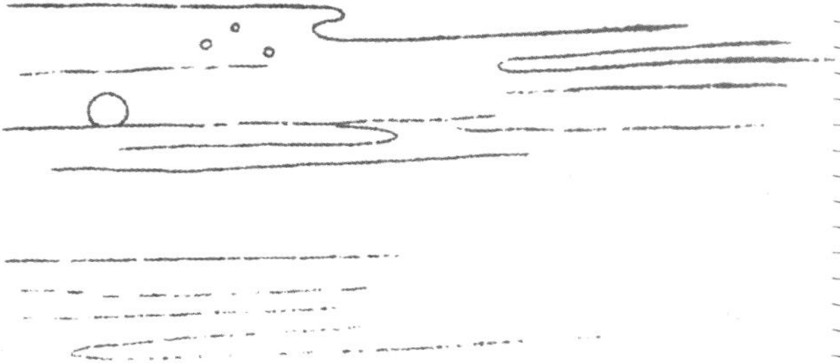

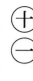

丹参　川芎　赤芍

郁金　三棱　莪术

延胡

瘀血滞留，或肿或痛，

治疗用药，宜破宜攻。

丹参芎芍郁棱莪，延胡泽兰蒲灵充，

乳没甲益牛竭桃，红蛭虻䗪干漆猛。

丹参	祛瘀生新，调经破癥，
川芎	活血理气，止痛搜风；
赤芍	清热泻肝，治胁痛与经闭，
郁金	破瘀凉血，止瘀痛之攻冲；
三棱	消瘀滞力峻，
莪术	配三棱更勇；
延胡	行血而善于止痛，

泽　兰	生蒲黄	五灵脂
乳　香	没　药	穿山甲
益母草	牛　膝	血　竭
桃　仁		

泽　兰	消水而经闭能通；
生蒲黄	活血通经，炒炭则反能止血，
五灵脂	祛瘀定痛，外敷则蛇毒可封；
乳　香	治跌打损伤，亦可施于痈疽，
没　药	疗金创扑损，常与乳香互动；
穿山甲	消肿排脓，通经下乳，
益母草	祛瘀活血，女科专宠；
牛　膝	通经，炒熟能补肝肾，
血　竭	镇痛，外用可治疮肿；
桃　仁	治癥瘕蓄血，血燥便秘有效，

红花　水蛭　虻虫
䗪虫　干漆

红花	主经闭产难，恶露攻痛宜尝；
水蛭	能消瘀积，
虻虫	可令血畅；
䗪虫	行干血，缓攻是佳，
干漆	通经闭，杀虫力强。

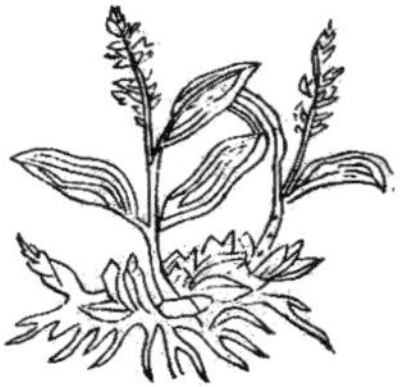

三七　白及　仙鹤草
大蓟　小蓟　茜草根
侧柏叶　地榆

若见吐衄崩中，止血所在必用。
三七白及仙鹤草，大小蓟与茜草共，
侧柏榆槐乌贼骨，花蕊加之亦相容。

三　七	为止血行瘀之圣药，
白　及	具生肌补肺之殊功；
仙鹤草	温涩补虚而治痢，
大小蓟	凉血止血兼消痈；
茜草根	祛瘀滞而止漏下，
侧柏叶	清湿热而主崩中；
地　榆	专治便血，

槐　花　　乌贼骨　　花蕊石

槐　花	兼愈肠风；
乌贼骨	治血枯与崩带，
花蕊石	疗血晕之昏蒙。

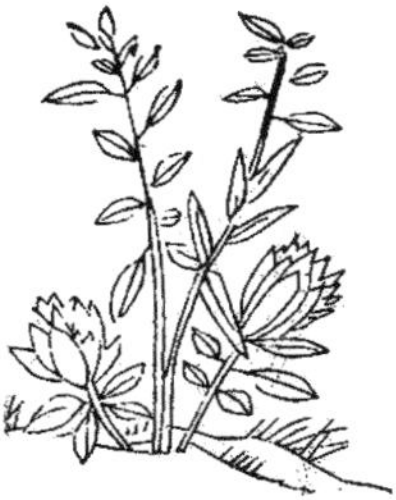

十二 止咳化痰药

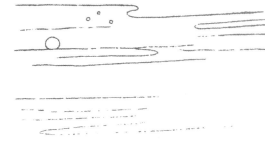

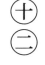

杏仁	桔梗	前胡
紫菀	款冬	百部
白前	苏子	马兜铃

咳喘之因非一，寒热虚实不同。

杏桔二前菀款部，苏子兜杷旋菔共。

杏　仁	疏风寒而止咳痰，有利通便，
桔　梗	宣肺气而治喉痹，亦主肺痈；
前　胡	降气而散风热，
紫　菀	温肺而疗吐脓；
款　冬	功同紫菀，
百　部	更可杀虫；
白　前	泻肺则喘满自减，
苏　子	降气而咳逆能松；
马兜铃	清肺热之咳痰，咯血与痔瘘皆治，

枇杷叶　　旋覆花　　莱菔子

枇杷叶	降胃气之上逆，呕哕与口渴有功；
旋覆花	消痰利水，软坚而噫气可止，
莱菔子	宽胸利膈，下气而食积能通。

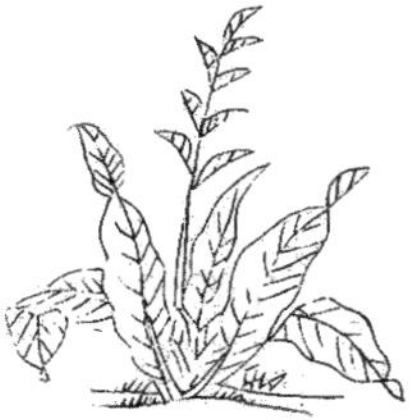

贝　母　竹　沥　天竺黄
桑白皮　瓜　蒌　礞　石
海浮石　海蛤壳　昆　布
海　藻

若夫痰热，用药宜清。
贝沥竹黄桑皮蒌，礞海浮蛤昆藻灵。

贝　母	润肺化痰，治咳血痈疽瘰疬，
竹　沥	清火润燥，疗痰迷消渴风痉；
天竺黄	镇惊豁痰，惊痫神昏当选，
桑白皮	泻肺行水，热痰水肿能平；
瓜　蒌 （皮、子、根）	润肺滑肠而清咽，
礞　石	坠痰消癖而疗惊；
海浮石	降肺火，化痰散结，
海蛤壳	清湿热，利水消瘿；
昆　布	软坚行水，具消瘿之效，
海　藻	功同昆布，有化癥之能。

南 星　皂 荚
白附子　白芥子

如属风寒湿痰，宜用温燥之品。
南星皂荚白附芥，忌施津伤妊娠身。

南　星	燥湿化痰，治中风强直，胆制则味苦而润，
皂　荚	溃坚清窍，主喉痹风痫，用子则通肠力胜；
白附子	疗偏正之头痛，痰涌中风可当，
白芥子	驱胸胁之寒痰，漫肿阴疽堪任。

十三 芳香开窍药

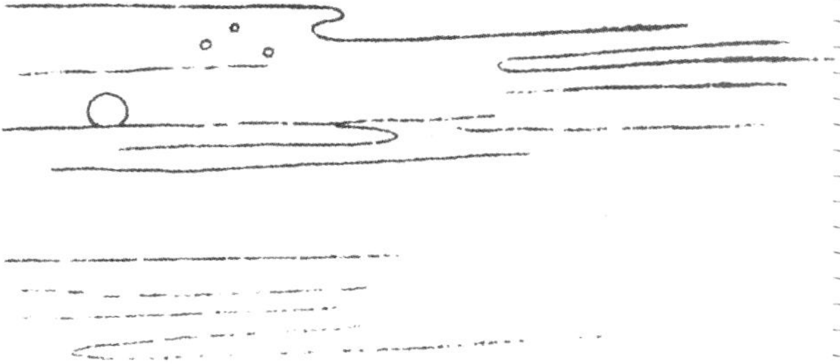

菖蒲　牛黄　麝香

冰片　苏合香　安息香

秽浊中人，则清窍最易被蒙，

芳香开泄，乃神昏惊厥所需。

菖牛麝冰苏安香，体虚之人在所忌。

菖　蒲	宣化浊痰，治癫痫神昏湿痹，
牛　黄	清心解毒，疗热病惊厥痈疽；
麝　香	开窍通络，外用止痛散瘀，
冰　片	去翳明目，痰迷咽肿乃愈；
苏合香	能解郁豁痰，疗惊痫而辟恶，
安息香	救卒中暴厥，治血晕与留瘀。

十四 安神镇惊药

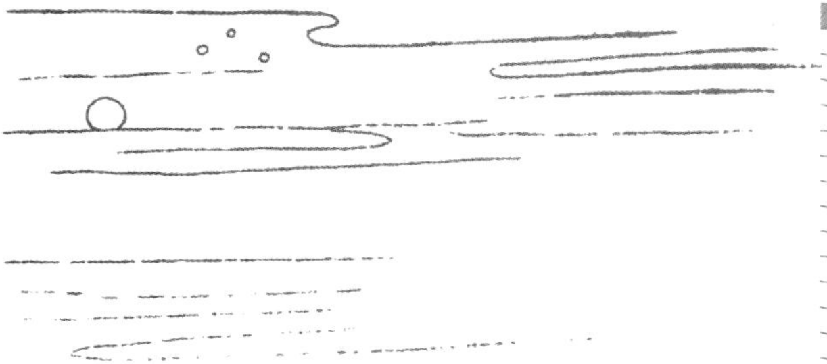

酸枣仁　柏子仁　远　志
合欢花　珍　珠　琥　珀
辰　砂　磁　石

神志不安，心烦易惊，
安神定志，镇摄为功。
枣仁柏子远合花，珍珠琥珀辰磁同。

酸枣仁	主虚烦不眠，津亏多汗，
柏子仁	类枣仁养心，便秘能通；
远　志	安神，治咳痰而通喉痹，
合　欢	解郁，消肿毒更治肺痈；
珍　珠	清热坠痰，外用治咽肿目翳，
琥　珀	通淋破血，疗产后瘀血攻冲；
辰　砂	镇心安神，主惊痫癫狂不寐，
磁　石	潜阳纳肾，治虚喘眩晕耳聋。

羚羊角	石决明	天　麻
钩　藤	白花蛇	乌梢蛇
蜈　蚣	全　蝎	僵　蚕

若因抽搐动风，治当息风镇惊。
羚羊石决麻钩藤，白乌蛇蚣蝎僵蚓。

羚羊角	清热平肝，治神昏痉厥，
石决明	潜阳明目，疗眩晕骨蒸；
天　麻	医头眩风痹，
钩　藤	平热甚发痉；
白花蛇	主半身不遂，
乌梢蛇	治麻木不仁；
蜈　蚣	疗破伤之毒风，痉挛可止，
全　蝎	与蜈蚣之功同，抽搐能平；
僵　蚕	治喉痹与瘰疬，具祛风化痰之效，

地龙

地龙（蚯蚓）	清热毒之惊痫，有利尿通络之能。

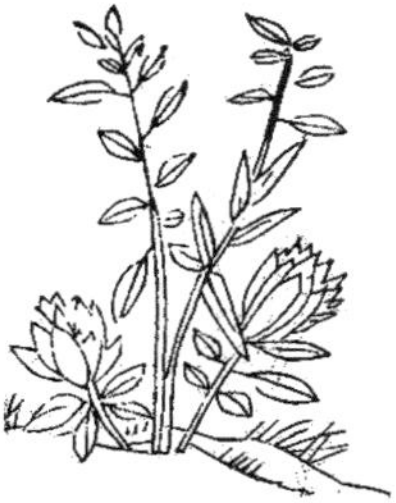

十五 补益药

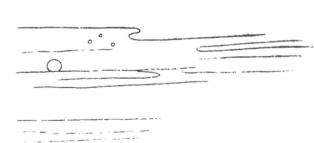

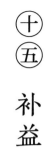

人参　党参　黄芪
白术　山药　甘草
饴糖　大枣

虚则补之，当分阴阳气血。
气虚补气，宜以脾胃为宗。
人党二参芪术药，甘草饴糖大枣共。

人参	补气生津而益血，
党参	功类人参偏补中；
黄芪	固表止汗，有利尿托疮之效，
白术	燥湿健脾，具化痰利水之功；
山药	治虚劳咳嗽遗精，更医久泻，
甘草	疗热毒痈疽咽肿，炙则温用；
饴糖	止痛缓中，润肺而愈咳，
大枣	养胃生津，补脾而和营。

鹿 茸	苁 蓉	巴戟天
胡芦巴	杜 仲	续 断
菟丝子	补骨脂	沙苑子

若阳气虚衰，则温补是从。

茸苁巴戟芦杜断，菟补沙苑智蛤虫。

鹿　茸	补精血而助阳，并能摄血，
苁　蓉	治阳痿与不孕，便秘能通；
巴戟天	理脚气与腰痛，
胡芦巴	疗疝气之攻冲；
杜　仲	强筋骨，安胎止漏，
续　断	续折伤，堪比杜仲；
菟丝子	治腰脚痹疼，强阴起痿，
补骨脂	补命门，五更肾泄可治；
沙苑子	疗遗精目糊，肝肾并重；

益智仁　蛤蚧　虫草

益智仁	温脾肾，尿频滑泄见功；
蛤　蚧	平虚喘，久病选用，
虫　草	治咳血，肺劳宜效。

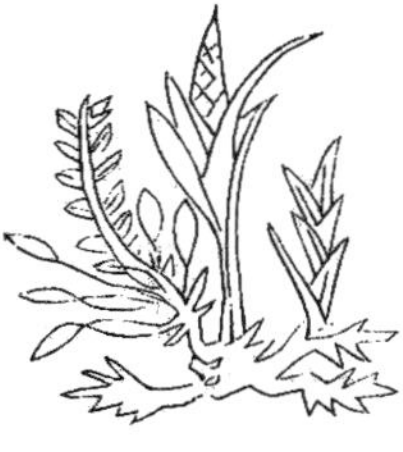

熟 地　当 归　何首乌
阿 胶　龙 眼　桑椹子

其如血虚，补血可平。
熟归首乌阿，龙眼与桑椹。

熟　地	益肝肾之阴，填精补髓，
当　归	养心脾之血，润燥调经；
何首乌	敛精气，治久疟不愈，
阿　胶	润肺养阴而补血；
龙　眼	宁心益智以安神；
桑椹子	解消渴，令耳目聪明。

西洋参　北沙参　石　斛
玉　竹　白　芍　百　合
天　冬　麦　冬

养阴之药颇多，用治津亏阴伤。
洋参北沙斛玉芍，百冬杞贞二甲商。

西洋参	养肺胃之津，热渴能平，
北沙参	治阴虚燥热，肺热可攘；
石　斛	主邪热伤阴之渴，
玉　竹	治风燥外感为良；
白　芍	养血柔肝，具止痛调经之效，
百　合	清热润肺，以生津止咳见长；
天　冬	补肺肾，清热化痰力胜，
麦　冬	清心火，生津益胃宜尝；

枸杞子　女贞子
龟　甲　鳖　甲

枸杞子	益精明目，虚劳可治，
女贞子	滋肾养肝，腰膝能强；
龟　甲	治骨蒸，养阴补血，
鳖　甲	消疟母，清热潜阳。

十六 固涩药

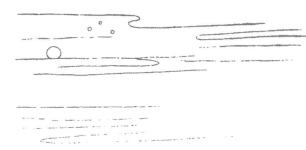

浮小麦　麻黄根　龙　骨
牡　蛎　五味子　金樱子
山茱萸　桑螵蛸

病属虚滑不禁，涩以固脱是从。
汗出遗精崩带，敛涩固止为宗。
浮麦麻根龙牡味，金樱山萸螵蛸共。

浮小麦	养心敛汗是宜，
麻黄根	效与浮麦互通；
龙　骨	止崩带遗精，有镇摄心神之能，
牡　蛎	治骨蒸瘰疬，具潜阳软坚之功；
五味子	敛汗定喘，可涩精止泻，
金樱子	固精秘气，治遗尿带崩；
山茱萸	治阳痿遗精，崩漏可止，
桑螵蛸	疗肾虚滑泄，尿频难控。

赤石脂　禹余粮　乌　梅
诃　子　石榴皮　肉豆蔻

若久痢不止，则涩肠当愈。
石脂余粮乌梅诃，榴皮肉蔻效可期。

赤石脂	主久泻脱肛，崩中便血，
禹余粮	效堪比石脂，带下能医；
乌　梅	敛肺涩肠，蛔厥消渴殊效，
诃　子	止咳止利，失音盗汗可依；
石榴皮	疗崩带脱肛，亦治虫痛，
肉豆蔻	治虚寒久泻，功在温脾。

⑰ 消食药

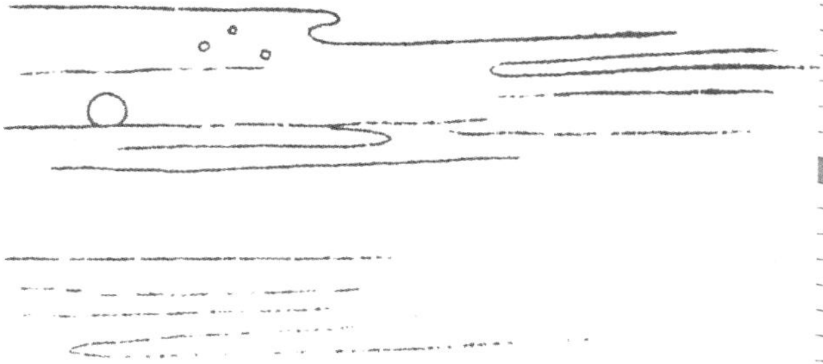

山楂　神曲　谷芽
麦芽　鸡内金

食滞不化腹胀满，须用消导以宽中。
山楂神曲谷麦芽，鸡金服之即见功。

山　　楂	破积行瘀，产后之腹痛可愈，
神　　曲	健脾养胃，下利与胀满能松；
谷、麦芽	增食欲，和中益胃，
鸡内金	消水谷，积滞乃通。

十八 驱虫药

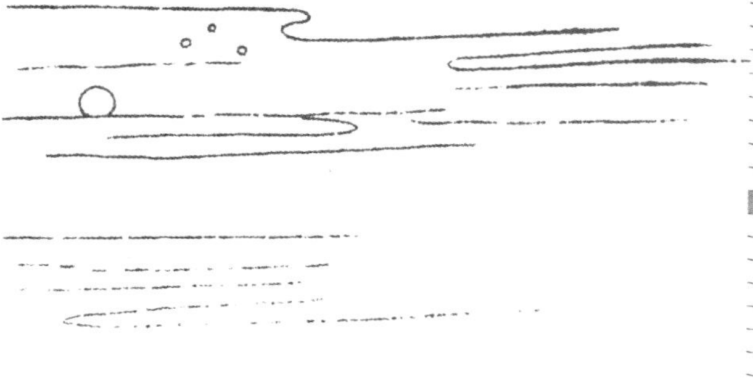

使君子　香榧子　花槟榔
苦楝子　鹤　虱　雷　丸

腹内生虫则肚膨或痛，日久消瘦而瘘黄渐至。
使君香榧槟苦楝，鹤虱雷丸并驱之。

使君子	健脾消积而杀虫，
香榧子	润肠驱虫而疗痔；
花槟榔	行水气，破积消痰，
苦楝子	除湿热，疝气恒施；
鹤　虱	杀虫功专，
雷　丸	疳积并治。

⑲ 外科药

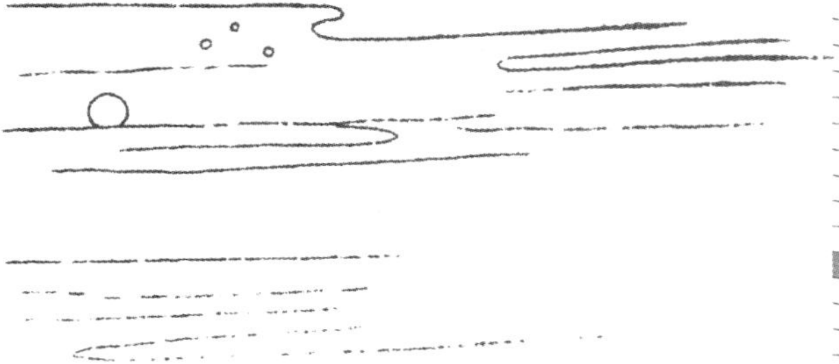

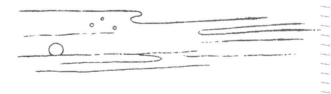

硫 黄 水 银 轻 粉
雄 黄 硼 砂 绿 矾
蛇床子 大风子

凡属痈疽溃疡，协以外治为良。
硫银轻雄硼绿矾，蛇风甘石硇砒蟾。

硫　黄	外敷癣疥，内服治老人虚秘，
水　银	误吞夺命，宜用于疥癞疮痒；
轻　粉	可治梅疮，并消水肿，
雄　黄	能医疥癣，亦疗蛇伤；
硼　砂	治口疮而消目障，
绿　矾	除湿疹亦医疸黄；
蛇床子	主燥湿杀虫，愈女子带下，
大风子	治麻风疥癞，攻梅毒恶疮；

甘石　　砒石　　蟾酥

甘石	去腐生肌，除翳障所重，
砒石	劫痰截疟杀虫，作枯痔蚀腐之用；
蟾酥	解毒散肿止痛，治痈疽疮毒称强。

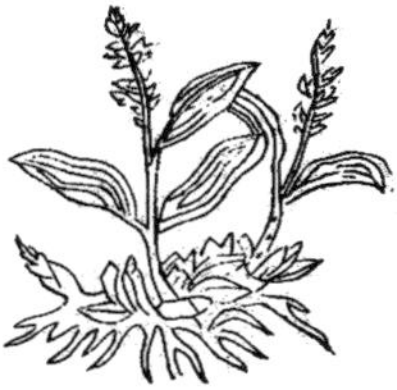

附录

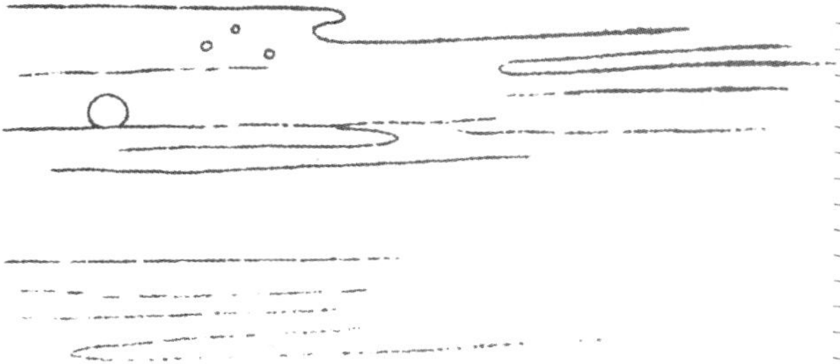

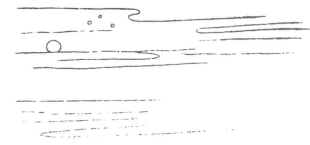

十八反歌

（《珍珠囊补遗》）

本草明言十八反，半（夏）、蒌（瓜蒌）、贝（贝母）、蔹（白蔹）、及（白及）攻乌（乌头），藻（海藻）、戟（大戟）、遂（甘遂）、芫（芫花）俱战草（甘草），诸参（人参、党参、洋参、沙参、玄参、丹参、苦参等）、辛（细辛）、芍（赤、白芍）叛藜芦。

十九畏歌

（《珍珠囊补遗》）

硫黄原是火中精，朴硝一见便相争；
水银莫与砒霜见，狼毒最怕密陀僧。
巴豆性烈最为上，偏与牵牛不顺情；
丁香莫与郁金见，牙硝难合荆三棱。
川乌草乌不顺犀，人参最怕五灵脂；
官桂善能调冷气，若逢石脂便相欺。
大凡修合看顺逆，炮爁炙煿莫相依。

妊娠服药禁忌歌

（《珍珠囊补遗》）

蚖（芫青）、斑（斑蝥）、水蛭及虻虫，乌头、附子配天雄；野葛（钩吻）、水银并巴豆，牛膝、薏苡与蜈蚣；三棱、芫花、代赭、麝，大戟、蝉蜕、黄雌雄；牙硝、芒硝、牡丹、桂（肉桂），槐花、牵牛、皂角同；半夏、南星与通草，瞿麦、干姜、桃仁通；硇砂、干漆、蟹爪甲，地胆、茅根都失中。

药性歌括四百味

（龚廷贤）

诸药之性，各有其功，
温凉寒热，补泻宜通。
君臣佐使，运用于衷，
相反畏恶，立见吉凶。
人参味甘，大补元气，
止渴生津，调营养卫。
黄芪性温，收汗固表，
托疮生肌，气虚莫少。
白术甘温，健脾强胃，
止泻除湿，兼祛痰痞。
茯苓味淡，渗湿利窍，
白化痰涎，赤通水道。

甘草甘温，调和诸药，
炙则温中，生则泻火。
当归甘温，生血补心，
扶虚益损，逐瘀生新。
白芍酸寒，能收能补，
泻痢腹痛，虚寒勿与。
赤芍酸寒，能泻能散，
破血通经，产后勿犯。
生地微寒，能消温热，
骨蒸烦劳，养阴凉血。
熟地微温，滋肾补血，
益髓填精，乌须黑发。
麦门甘寒，解渴祛烦，
补心清肺，虚热自安。
天门甘寒，肺痿肺痈，
消痰止嗽，喘热有功。

黄连味苦，泻心除痞，
清热明眸，厚肠止痢。
黄芩苦寒，枯泻肺火，
子清大肠，湿热皆可。
黄柏苦寒，降火滋阴，
骨蒸湿热，下血堪任。
栀子性寒，解郁除烦，
吐衄胃痛，火降小便。
连翘苦寒，能消痈毒，
气聚血凝，温热堪逐。
石膏大寒，能泻胃火，
发渴头疼，解肌立妥。
滑石沉寒，滑能利窍，
解渴除烦，湿热可疗。
贝母微寒，止嗽化痰，
肺痈肺痿，开郁除烦。

大黄苦寒，实热积聚，
蠲痰逐水，疏通便闭。
柴胡味苦，能泻肝火，
寒热往来，疟疾均可。
前胡微寒，宁嗽化痰，
寒热头痛，痞闷能安。
升麻性寒，清胃解毒，
升提下陷，牙痛可逐。
桔梗味苦，疗咽肿痛，
载药上升，开胸利壅。
紫苏叶辛，风寒发表，
梗下诸气，消除胀满。
麻黄味辛，解表出汗，
身热头痛，风寒发散。
葛根味甘，祛风发散，
温疟往来，止渴解酒。

薄荷味辛，最清头目，
祛风散热，骨蒸宜服。
防风甘温，能除头晕，
骨节痹疼，诸风口噤。
荆芥味辛，能清头目，
表汗祛风，治疮消瘀。
细辛辛温，少阴头痛，
利窍通关，风湿皆用。
羌活微温，祛风除湿，
身痛头疼，舒筋活络。
独活辛苦，颈项难舒，
两足湿痹，诸风能除。
知母味苦，热渴能除，
骨蒸有汗，痰咳能舒。
白芷辛温，阳明头痛，
风热瘙痒，排脓通用。

藁本气温，除头巅顶，
寒湿可祛，风邪可屏。
香附味甘，快气开郁，
止痛调经，更消宿食。
乌药辛温，心腹胀痛，
小便滑数，顺气通用。
枳实味苦，消食除痞，
破积化痰，冲墙倒壁。
枳壳微寒，快气宽肠，
胸中气结，胀满堪尝。
白蔻辛温，能祛瘴翳，
温中行气，止呕和胃。
青皮苦温，能攻气滞，
削坚平肝，安胃下食。
陈皮辛温，顺气宽膈，
留白和胃，消痰去白。

苍术苦温，健脾燥湿，
发汗宽中，更去瘴翳。
厚朴苦温，消胀泄满，
痰气泻痢，其功不缓。
南星性热，能治风痰，
破伤强直，风搐自安。
半夏味辛，健脾燥湿，
痰厥头疼，嗽呕堪入。
藿香辛温，能止呕吐，
发散风寒，霍乱为主。
槟榔辛温，破气杀虫，
祛痰逐水，专除后重。
腹皮微温，能下膈气，
安胃健脾，浮肿消去。
香薷味辛，伤暑便涩，
霍乱水肿，除烦解热。

扁豆微温，转筋吐泻，
下气和中，酒毒能化。
猪苓味淡，利水通淋，
消肿除湿，多服损肾。
泽泻甘寒，消肿止渴，
除湿通淋，阴汗自遏。
木通性寒，小肠热闭，
利窍通经，最能导滞。
车前子寒，溺涩眼赤，
小便能通，大便能实。
地骨皮寒，解肌退热，
有汗骨蒸，强阴凉血。
木瓜味酸，湿肿脚气，
霍乱转筋，足膝无力。
威灵苦温，腰膝冷痛，
消痰痃癖，风湿皆用。

牡丹苦寒，破血通经，
血分有热，无汗骨蒸。
玄参苦寒，清无根火，
消肿骨蒸，补肾亦可。
沙参味苦，消肿排脓，
补肝益肺，退热除风。
丹参味苦，破积调经，
生新去恶，祛除带崩。
苦参味苦，痈肿疮疥，
下血肠风，眉脱赤癞。
龙胆苦寒，疗眼赤疼，
下焦湿肿，肝经热烦。
五加皮温，祛痛风痹，
健步坚筋，益精止沥。
防己气寒，风湿脚痛，
热积膀胱，消痈散肿。

地榆沉寒，血热堪用，
血痢带崩，金疮止痛。
茯神补心，善镇惊悸，
恍惚健忘，兼除怒恚。
远志气温，能驱惊悸，
安神镇心，令人多记。
酸枣味酸，敛汗驱烦，
多眠用生，不眠用炒。
菖蒲性温，开心利窍，
去痹除风，出声至妙。
柏子味甘，补心益气，
敛汗润肠，更疗惊悸。
益智辛温，安神益气，
遗溺遗精，呕逆皆治。
甘松味香，善除恶气，
治体香肌，心腹痛已。

小茴性温，能除疝气，
腹痛腰疼，调中暖胃。
大茴味辛，疝气脚气，
肿痛膀胱，止呕开胃。
干姜味辛，表解风寒，
炮苦逐冷，虚寒尤堪。
附子辛热，性走不守，
四肢厥冷，回阳功有。
川乌大热，搜风入骨，
湿痹寒疼，破积之物。
木香微温，散滞和胃，
诸风能调，行肝泻肺。
沉香降气，暖胃追邪，
通天彻地，气逆为佳。
丁香辛热，能除寒呕，
心腹疼痛，温胃可晓。

砂仁性温，养胃进食，
止痛安胎，行气破滞。
荜澄茄辛，除胀化食，
消痰止哕，能逐寒气。
肉桂辛热，善通血脉，
腹痛虚寒，温补可得。
桂枝小梗，横行手臂，
止汗舒筋，治手足痹。
吴萸辛热，能调疝气，
脐腹寒疼，酸水能治。
延胡气温，心腹卒痛，
通经活血，跌扑血崩。
薏苡味甘，专除湿痹，
筋节拘挛，肺痈肺痿。
肉蔻辛温，脾胃虚冷，
泻痢不休，功可立等。

草蔻辛温，治寒犯胃，
作痛呕吐，不食能食。
诃子味苦，涩肠止痢，
痰嗽喘急，降火敛肺。
草果味辛，消食除胀，
截疟逐痰，解瘟辟瘴。
常山苦寒，截疟除痰，
解伤寒热，水胀能宽。
良姜性热，下气温中，
转筋霍乱，酒食能攻。
山楂味甘，磨消肉食，
疗疝催疮，消膨健胃。
神曲味甘，开胃进食，
破结逐痰，调中下气。
麦芽甘温，能消宿食，
心腹膨胀，行血散滞。

苏子味辛，驱痰降气，
止咳定喘，更润心肺。
白芥子辛，专化胁痰，
疟蒸痞块，服之能安。
甘遂苦寒，破癥消痰，
面浮蛊胀，利水能安。
大戟甘寒，消水利便，
腹胀癥坚，其功瞑眩。
芫花寒苦，能消胀蛊，
利水泻湿，止咳痰吐。
商陆苦寒，赤白各异，
赤者消风，白利水气。
海藻咸寒，消瘿散疬，
除胀破癥，利水通闭。
牵牛苦寒，利水消肿，
蛊胀痃癖，散滞除壅。

葶苈辛苦，利水消肿，
痰咳癥瘕，治喘肺痈。
瞿麦苦寒，专治淋病，
且能堕胎，通经立应。
三棱味苦，利血消癖，
气滞作痛，虚者当忌。
五灵味甘，血滞腹痛，
止血用炒，行血用生。
莪术温苦，善破痃癖，
止痛消瘀，通经最宜。
干漆辛温，通经破瘕，
追积杀虫，效如奔马。
蒲黄味甘，逐瘀止崩，
止血须炒，破血用生。
苏木甘咸，能行积血，
产后血经，兼医扑跌。

桃仁甘平，能润大肠，
通经破瘀，血瘕堪尝。
姜黄味辛，消痈破血，
心腹结痛，下气最捷。
郁金味苦，破血行气，
血淋溺血，郁结能舒。
金银花甘，疗痈无对，
未成则散，已成则溃。
漏芦性寒，祛恶疮毒，
补血排脓，生肌长肉。
蒺藜味苦，疗疮瘙痒，
白癜头疮，翳除目朗。
白及味苦，功专收敛，
肿毒疮疡，外科最善。
蛇床辛苦，下气温中，
恶疮疥癞，逐瘀祛风。

天麻味甘，能驱头眩，
小儿惊痫，拘挛瘫痪。
白附辛温，治面百病，
血痹风疮，中风痰癥。
全蝎味辛，祛风痰毒，
口眼㖞斜，风痫发搐。
蝉蜕甘寒，消风定惊，
杀疳除热，退翳侵睛。
僵蚕味咸，诸风惊痫，
湿痰喉痹，疮毒瘢痕。
蜈蚣味辛，蛇虺恶毒，
镇惊止痉，堕胎逐瘀。
木鳖甘寒，能追疮毒，
乳痈腰疼，消肿最速。
蜂房咸苦，惊痫瘛疭，
牙疼肿毒，瘰疬乳痈。

花蛇温毒，瘫痪㖞斜，
大风疥癞，诸毒称佳。
蛇蜕咸平，能除翳膜，
肠痔蛊毒，惊痫搐搦。
槐花味苦，痔漏肠风，
大肠热痢，更杀蛔虫。
鼠粘子辛，能除疮毒，
瘾疹风热，咽疼可逐。
茵陈味苦，退疸除黄，
泻湿利水，清热为凉。
红花辛温，最消瘀热，
多则通经，少则养血。
蔓荆子苦，头疼能医，
拘挛湿痹，泪眼堪除。
兜铃苦寒，能熏痔漏，
定喘消痰，肺热久嗽。

百合味甘，安心定胆，
止嗽消浮，痈疽可啖。
秦艽微寒，除湿荣筋，
肢节风痛，下血骨蒸。
紫菀苦辛，痰喘咳逆，
肺痈吐脓，寒热并济。
款花甘温，理肺消痰，
肺痈喘咳，补劳除烦。
金沸草温，消痰止嗽，
明目祛风，逐水尤妙。
桑皮甘辛，止嗽定喘，
泻肺火邪，其功不浅。
杏仁温苦，风寒喘嗽，
大肠气闭，便难切要。
乌梅酸温，收敛肺气，
止渴生津，能安泻痢。

代赭石寒，下胎崩带，
儿疳泻痢，惊痫呕嗳。
黑铅味甘，止呕反胃，
瘰疬外敷，安神定志。
狗脊味甘，酒蒸入剂，
腰背膝疼，风寒湿痹。
骨碎补温，折伤骨节，
风雪积疼，最能破血。
茜草味苦，便衄吐血，
经带崩漏，损伤虚热。
王不留行，调经催产，
除风痹痛，乳痈当啖。
狼毒味辛，破积瘕癥，
恶疮鼠瘘，止心腹疼。
藜芦味辛，最能发吐，
肠辟泻痢，杀虫消蛊。

天花粉寒，止渴祛烦，
排脓消毒，善除热痰。
瓜蒌仁寒，宁嗽化痰，
伤寒结胸，解渴止烦。
密蒙花甘，主能明目，
虚翳青盲，服之效速。
菊花味甘，除热祛风，
头晕目赤，收泪殊功。
木贼味甘，祛风退翳，
能止月经，更消积聚。
决明子甘，能祛肝热，
目疼收泪，仍止鼻血。
犀角酸寒，化毒辟邪，
解热止血，消肿毒蛇。
羚羊角寒，明目清肝，
祛惊解毒，神志能安。

龟甲味甘，滋阴补肾，
止血续筋，更医颅囟。
鳖甲咸平，劳嗽骨蒸，
散瘀消肿，去痞除癥。
桑上寄生，风湿腰痛，
止漏安胎，疮疡亦用。
火麻味甘，下乳催生，
润肠通结，小水能行，
山豆根苦，疗咽肿痛，
敷蛇虫伤，可救急用。
益母草苦，女科为主，
产后胎前，生新去瘀。
紫草咸寒，能通九窍，
利水消膨，痘疹最要。
紫葳味酸，调经止痛，
崩中带下，癥瘕通用。

地肤子寒，去膀胱热，
皮肤瘙痒，除热甚捷。
楝根性寒，能追诸虫，
疼痛立止，积聚立通。
樗根味苦，泻痢带崩，
肠风痔漏，燥湿涩精。
泽兰甘苦，痈肿能消，
打扑伤损，肢体虚浮。
牙皂味辛，通关利窍，
敷肿痛消，吐风痰妙。
芜荑味辛，驱邪杀虫，
痔瘘癣疥，化食除风。
雷丸味苦，善杀诸虫，
癫痫蛊毒，治儿有功。
胡麻仁甘，疔肿恶疮，
熟补虚损，筋壮力强。

苍耳子苦，疥癣细疮，
驱风湿痹，瘙痒堪尝。
蕤仁味甘，风肿烂弦，
热胀胬肉，眼泪立痊。
青葙子苦，肝脏热毒，
暴发赤障，青盲可服。
谷精草辛，牙齿风痛，
口疮咽痹，眼翳通用。
白薇大寒，疗风治疟，
人事不知，昏厥堪却。
白蔹微寒，儿疟惊痫，
女阴肿痛，痈疔可啖。
青蒿气寒，童便熬膏，
虚热盗汗，除骨蒸劳。
茅根味甘，通关逐瘀，
止吐衄血，客热可去。

大小蓟苦，消肿破血，
吐衄咯唾，崩漏可啜。
枇杷叶苦，偏理肺脏，
吐秽不止，解酒清上。
射干味苦，逐瘀通经，
喉痹口臭，痈毒堪凭。
鬼箭羽苦，通经堕胎，
杀虫祛结，驱邪除乖。
夏枯草苦，瘰疬瘿瘤，
破癥散结，湿痹能疗。
卷柏味辛，癥瘕血闭，
风眩痿躄，更驱鬼疰。
马鞭草苦，破血通经，
癥瘕痞块，服之最灵。
鹤虱味苦，杀虫追毒，
心腹卒痛，蛔虫堪逐。

白头翁寒，散癥逐血，
瘿疬疟疝，止痛百节。
旱莲草甘，生须黑发，
赤痢堪止，血流可截。
慈菰辛苦，疗肿痈疽，
恶疮瘾疹，蛇虺并施。
榆皮味甘，通水除淋，
能利关节，敷肿痛定。
钩藤微寒，疗儿惊痫，
手足瘛疭，抽搐口眼。
豨莶草苦，追风除湿，
聪耳明目，乌须黑发。
辛夷味辛，鼻塞流涕，
香臭不闻，通窍之剂。
续随子辛，恶疮蛊毒，
通经消积，不可过服。

海桐皮苦，霍乱久痢，
疳虫疥癣，牙痛亦治。
石楠味辛，肾衰脚弱，
风淫湿痹，堪为妙药。
大青气寒，伤寒热毒，
黄汗黄疸，时疫宜服。
侧柏叶苦，吐衄崩痢，
能生须眉，除湿之剂。
槐实味苦，阴疮湿痒，
五痔肿痛，止血极莽。
瓦楞子咸，妇人血块，
男子痰澼，癥瘕可瘥。
棕榈子苦，禁泄涩痢，
带下崩中，肠风堪治。
冬葵子寒，滑胎易产，
癃利小便，善通乳难。

淫羊藿辛，阴起阳兴，
坚筋益骨，志强力增。
松脂味甘，滋阴补阴，
驱风安脏，膏可贴疮。
覆盆子甘，肾损精竭，
黑须明眸，补虚续绝。
合欢味甘，利人心志，
安脏明目，快乐无虑。
金樱子涩，梦遗精滑，
禁止遗尿，寸白虫杀。
楮实味甘，壮筋明目，
益气补虚，阳痿当服。
郁李仁酸，破血润燥，
消肿利便，关格通导。
密陀僧咸，止痢医痔，
能除白癜，诸疮可医。

伏肝龙温，治疫安胎，
吐血咳逆，心烦妙哉。
石灰味辛，性烈有毒，
辟虫立死，堕胎甚速。
穿山甲毒，痔癖恶疮，
吹奶肿痛，通络散风。
蚯蚓气寒，伤寒温病，
大热狂言，投之立应。
蟾蜍气凉，杀疳蚀癖，
瘟疫能辟，疮毒可祛。
刺猬皮苦，主医五痔，
阴肿疝痛，能开胃气。
蛤蚧味咸，肺痿血咯，
传尸劳疰，服之可却。
蝼蛄味咸，治十水肿，
上下左右，效不旋踵。

桑螵蛸咸，淋浊精泄，
除疝腰疼，虚损莫缺。
田螺性冷，利大小便，
消肿除热，醒酒立见。
水蛭味咸，除积瘀坚，
通经堕产，折伤可愈。
贝子味咸，解肌散结，
利水消肿，目翳清洁。
海螵蛸咸，漏下赤白，
癥瘕疝气，阴肿可得。
青礞石寒，硝煅金色，
坠痰消食，疗效莫测。
磁石味咸，专杀铁毒，
若误吞针，系线即出。
花蕊石寒，善止诸血，
金疮血流，产后血涌。

蓖麻子辛，吸出滞物，
涂顶肠收，涂足胎出。
荜茇味辛，温中下气，
痃癖阴疝，霍乱泻痢。
百部味甘，骨蒸劳瘵，
杀疳蛔虫，久嗽功大。
京墨味辛，吐衄下血，
产后崩中，止血甚捷。
女贞子苦，黑发乌须，
强筋壮力，去风补虚。
瓜蒂苦寒，善能吐痰，
消身肿胀，并治黄疸。
粟壳性涩，泄痢嗽怯，
劫病如神，杀人如箭。
巴豆辛热，除胃寒积，
破癥消痰，大能通利。

夜明砂粪，能下死胎，
小儿无辜，瘰疬堪裁。
斑蝥有毒，破血通经，
诸疮瘰疬，水道能行。
蚕砂性温，湿痹瘾疹，
瘫风肠鸣，消渴可饮。
胡黄连苦，治劳骨蒸，
小儿疳痢，盗汗虚惊。
使君曰温，消疳消浊，
泻痢诸虫，总能除却。
赤石脂温，保固肠胃，
溃疡生肌，涩精泻痢。
青黛味咸，能平肝木，
惊痫疳痢，兼除热毒。
阿胶甘平，止咳脓血，
吐血胎崩，虚羸可啜。

白矾味酸，化痰解毒，
治癥多能，难以尽述。
五倍苦酸，疗齿疳虫，
痔痈疮脓，兼除风热。
玄明粉辛，能蠲宿垢，
化积消痰，诸热可疗。
通草味甘，善治膀胱，
消痈散肿，能医乳房。
枸杞甘平，添精补髓，
明目祛风，阴兴阳起。
黄精味甘，能安脏腑，
五劳七伤，此药大补。
何首乌甘，添精种子，
黑发悦颜，强身延纪。
五味酸温，生津止渴，
久嗽虚劳，肺肾枯竭。

山茱性温，涩精益髓，
肾虚耳鸣，腰膝痛止。
石斛味甘，却惊定志，
壮骨补虚，善驱冷痹。
破故纸温，腰膝酸痛，
兴阳固精，盐酒炒用。
薯蓣甘温，理脾止泻，
益肾补中，诸虚可治。
苁蓉味甘，峻补精血，
若骤用之，更动便滑。
菟丝甘平，梦遗滑精，
腰痛膝冷，添髓壮筋。
牛膝味苦，除湿痹痿，
腰膝酸疼，小便淋沥。
巴戟辛甘，大补虚损，
精滑梦遗，强筋固本。

仙茅味辛，腰足挛痹，
虚损劳伤，阳道兴起。
牡蛎微寒，涩精止汗，
崩带胁痛，老痰祛散。
楝子苦寒，膀胱疝气，
中湿伤寒，利水之剂。
萆薢甘苦，风寒湿痹，
腰背冷痛，添精益气。
续断味辛，接骨续筋，
跌扑折损，且固遗精。
龙骨味甘，梦遗精泄，
崩带肠痈，惊痫风热。
人之头发，补阴甚捷，
吐衄血晕，风惊痫热。
鹿茸甘温，益气补阳，
泄精尿血，崩带堪尝。

鹿角胶温，吐衄虚羸，
跌扑伤损，崩带安胎。
腽肭脐热，补益元阳，
固精起痿，痃癖劳伤。
紫河车甘，疗诸虚损，
劳瘵骨蒸，滋培根本。
枫香味辛，外科要药，
瘙痒瘾疹，齿痛亦可。
檀香味辛，开胃进食，
霍乱腹痛，中恶秽气。
安息香辛，驱除秽恶，
开窍通关，死胎能落。
苏和香甘，祛痰辟秽，
蛊毒痫痓，梦魇能去。
熊胆味苦，热蒸黄疸，
恶疮虫痔，五疳惊厥。

硇砂有毒，溃痈烂肉，
除翳生肌，破癥消毒。
硼砂味辛，疗喉肿痛，
膈上热痰，噙化立中。
朱砂味甘，镇心养神，
祛邪解毒，定魄安魂。
硫黄性热，扫除疥疮，
壮阳逐冷，寒邪敢当。
龙脑味辛，目痛窍痹，
狂躁妄语，真为良剂。
芦荟气寒，杀虫消疳，
癫痫惊搐，服之立安。
天竺黄甘，急慢惊风，
镇心解热，化痰有功。
麝香辛温，善通关窍，
辟秽安惊，解毒甚妙。

乳香辛苦，疗诸恶疮，
生肌主痛，心腹尤良。
没药苦平，治疮止痛，
跌打损伤，破血通用。
阿魏性温，除癥破结，
止痛杀虫，传尸可灭。
水银性寒，治疥杀虫，
断绝胎孕，催生立通。
轻粉性燥，外科要药，
杨梅诸毒，杀虫可托。
砒霜大毒，风痰可吐，
截疟除哮，能消沉痼。
雄黄苦辛，辟邪解毒，
更治蛇虺，喉风息肉。
珍珠气寒，镇惊除痫，
开聋磨翳，止渴坠痰。

牛黄味苦，大治风痰，
定魂安魄，惊痫灵丹。
琥珀味甘，安魂定魄，
破郁消癥，利水通涩。
血竭味咸，跌扑损伤，
恶毒疮痈，破血有谁。
石钟乳甘，气乃剽悍，
益气固精，治目昏暗。
阳起石甘，肾气乏绝，
阴痿不起，其效甚捷。
桑椹子甘，解金石燥，
清除热渴，染须发皓，
蒲公英苦，溃坚消肿，
结核能除，食毒堪用。
石韦味苦，通利膀胱，
遗尿或淋，发背疮疡。

扁蓄味苦，疥瘙疽痔，
小儿蛔虫，女人阴蚀。
鸡内金寒，溺遗精泄，
禁痢漏崩，更除烦热。
鲤鱼味甘，消水肿满，
下气安胎，其动不缓。
芡实味甘，能益精气，
腰膝酸疼，皆主湿痹。
石莲子苦，疗噤口痢，
白浊遗精，清心良剂。
藕味甘寒，解酒清热，
消烦逐瘀，止吐衄血。
龙眼味甘，归脾益智，
健忘怔忡，聪明广记。
莲须味甘，益肾乌须，
涩精固髓，悦颜补虚。

石榴皮酸，能禁精漏，
止痢涩肠，染须尤妙。
陈仓谷米，调和脾胃，
解渴除烦，能止泻痢。
莱菔子辛，喘咳下气，
倒壁冲墙，胀满消去。
砂糖味甘，润肺利中，
多食损齿，湿热生虫。
饴糖味甘，和脾润肺，
止咳消痰，中满休食。
麻油性冷，善解诸毒，
百病能治，功难悉述。
白果甘苦，喘嗽白浊，
点茶压酒，不可多嚼。
胡桃肉甘，补肾黑发，
多食生痰，动气之物。

梨味甘酸，解酒除渴，
止嗽消痰，善驱烦热。
榧实味甘，主疗五痔，
蛊毒三虫，不可多食。
竹茹止呕，能除寒热，
胃热呕哕，不寐安歇。
竹叶味甘，退热安眠，
化痰定喘，止渴消烦。
竹沥味甘，阴虚痰火，
汗热烦渴，效如开锁。
莱菔根甘，下气消谷，
痰癖咳嗽，兼解面毒。
灯草味甘，运利小便，
癃闭成淋，湿肿为最。
艾叶温平，温经散寒，
漏血安胎，心痛即安。

绿豆气寒，能解百毒，
止渴除烦，诸热可服。
川椒辛热，祛邪逐寒，
明目杀虫，温而不猛。
胡椒味辛，心腹冷痛，
下气温中，跌扑堪用。
石蜜甘平，入药炼熟，
益气补中，润燥解毒。
马齿苋寒，青盲白翳，
利便杀虫，癥痈咸治。
葱白辛温，发表出汗，
伤寒头疼，肿痛皆散。
胡荽味辛，上止头痛，
内消谷食，痘疹发生。
韭味辛温，祛除胃寒，
汁清血瘀，子医梦泄。

大蒜辛温，化肉消谷，
解毒散痈，多用伤目。
食盐味咸，能吐中痰，
心腹卒痛，过多损颜。
茶茗性苦，热渴能济，
上清头目，下消食气。
酒通血脉，消愁遣兴，
少饮壮神，过多损命。
醋消肿毒，积瘕可去，
产后金疮，血晕皆治。
淡豆豉寒，能除懊侬，
伤寒头痛，兼理瘴气。
莲子味甘，健脾理胃，
止泻涩精，清心养气。
大枣味甘，调和百药，
益气养脾，中满休嚼。

生姜性温，通畅神明，
痰嗽呕吐，开胃极灵。
桑叶性寒，善散风热，
明目清肝，又兼凉血。
浮萍辛寒，发汗利尿，
透疹散邪，退肿有效。
柽柳甘咸，透疹解毒，
熏洗最宜，亦可内服。
胆矾酸寒，涌吐风痰，
癫痫喉痹，烂眼牙疳。
番泻叶寒，食积可攻，
肿胀皆逐，便秘能通。
寒水石咸，能清大热，
兼利小便，又能凉血。
芦根甘寒，清热生津，
烦渴呕吐，肺痈尿频。

银柴胡寒，虚热能清，
又兼凉血，善治骨蒸。
丝瓜络甘，通络行经，
解毒凉血，疮肿可平。
秦皮苦寒，明目涩肠，
清火燥湿，热痢功良。
紫花地丁，性寒解毒，
痈肿疔疮，外敷内服。
败酱微寒，善治肠痈，
解毒行瘀，止痛排脓。
红藤苦平，消肿解毒，
肠痈乳痈，疗效迅速。
鸦胆子苦，治痢杀虫，
疟疾能止，赘疣有功。
白鲜皮寒，疥癣疮毒，
痹痛发黄，湿热可逐。

土茯苓平，梅毒宜服，
既能利湿，又可解毒。
马勃味辛，散热清金，
咽痛咳嗽，吐衄失音。
橄榄甘平，清肺生津，
解河豚毒，治咽喉痛。
蕺菜微寒，肺痈宜服，
熏洗痔疮，消肿解毒。
板蓝根寒，清热解毒，
凉血利咽，大头瘟毒。
西瓜甘寒，解渴利尿，
天生白虎，清暑最好。
荷叶苦平，暑热能除，
升清治泻，止血散瘀。
豆卷甘平，内清湿热，
外解表邪，湿热最宜。

佩兰辛平，芳香辟秽，
祛暑和中，化湿开胃。
冬瓜子寒，利湿清热，
排脓消肿，化痰亦良。
海金沙寒，淋病宜用，
湿热可除，又善止痛。
金钱草咸，利尿软坚，
通淋消肿，结石可痊。
赤小豆平，活血排脓，
又能利水，退肿有功。
泽漆微寒，逐水捷效，
退肿祛痰，兼消瘰疬。
葫芦甘平，通利小便，
兼治心烦，退肿最善。
半边莲辛，能解蛇毒，
痰喘能平，腹水可逐。

海风藤辛，痹证宜用，
除湿祛风，通络止痛。
络石微寒，经络能通，
祛风止痛，凉血消痈。
桑枝苦平，通络祛风，
痹痛拘挛，脚气有功。
千年健温，除湿祛风，
强筋健骨，痹痛能攻。
松节苦温，燥湿祛风，
筋骨酸痛，用之有功。
伸筋草温，祛风止痛，
通络舒筋，痹痛宜用。
虎骨味辛，健骨强筋，
散风止痛，镇惊安神。
乌梢蛇平，无毒性善，
功同白花，作用较缓。

夜交藤平，失眠宜用，
皮肤痒疮，肢体酸痛。
玳瑁甘寒，平肝镇心，
神昏痉厥，热毒能清。
石决明咸，眩晕目昏，
惊风抽搐，劳热骨蒸。
香橼性温，理气疏肝，
化痰止呕，胀痛皆安。
佛手性温，理气宽胸，
疏肝解郁，胀痛宜用。
薤白苦温，辛滑通阳，
下气散结，胸痹宜尝。
荔枝核温，理气散寒，
疝瘕腹痛，服之俱安。
柿蒂苦涩，呃逆能医，
柿霜甘凉，燥咳可治。

刀豆甘温，味甘补中，
气温暖肾，止呃有功。
九香虫温，胃寒宜用，
助阳温中，理气止痛。
玫瑰花温，疏肝解郁，
理气调中，行瘀活血。
紫石英温，镇心养肝，
惊悸怔忡，子宫虚寒。
仙鹤草涩，收敛补虚，
出血可止，劳伤能愈。
三七性温，止血行瘀，
消肿定痛，内服外敷。
百草霜温，止血功良，
化积止泻，外用疗疮。
降香性温，止血行瘀，
辟恶降气，胀痛皆除。

川芎辛温，活血通经，
除寒行气，散风止痛。
月季花温，调经宜服，
瘰疬可治，又消肿毒。
刘寄奴苦，温通行瘀，
消胀定痛，止血外敷。
自然铜辛，接骨续筋，
既散瘀血，又善止疼。
皂角刺温，消肿排脓，
疮癣瘙痒，乳汁不通。
虻虫微寒，逐瘀散结，
癥瘕蓄血，药性猛烈。
䗪虫咸寒，行瘀通经，
破癥消瘕，接骨续筋。
党参甘平，补中益气，
止渴生津，邪实者忌。

太子参凉，补而能清，
益气养胃，又可生津。
鸡血藤温，血虚宜用，
月经不调，麻木酸痛。
冬虫夏草，味甘性温，
虚劳咳血，阳痿遗精。
锁阳甘温，壮阳补精，
润燥通便，强骨养筋。
葫芦巴温，逐冷壮阳，
寒疝腹痛，脚气宜尝。
杜仲甘温，腰痛脚弱，
阳痿尿频，安胎良药。
沙苑子温，补肾固精，
养肝明目，并治尿频。
玉竹微寒，养阴生津，
燥热咳嗽，烦渴皆平。

鸡子黄甘，善补阴虚，
除烦止呕，疗疮熬涂。
谷芽甘平，养胃健脾，
饮食停滞，并治不饥。
白前微温，降气下痰，
咳嗽喘满，服之皆安，
胖大海淡，清热开肺，
咳嗽咽疼，音哑便秘。
海浮石咸，清肺软坚，
痰热喘咳，瘰疬能痊。
昆布咸寒，软坚清热，
瘿瘤癥瘕，瘰疬痰核。
海蛤壳咸，软坚散结，
清肺化痰，利尿止血。
海蜇味咸，化痰散结，
痰热咳嗽，并消瘰疬。

荸荠微寒，痰热宜服，
止渴生津，滑肠明目。
禹余粮平，止泻止血，
固涩下焦，泻痢最宜。
小麦甘凉，除烦养心，
浮麦止汗，兼治骨蒸。
贯众微寒，解毒清热，
止血杀虫，预防瘟疫。
南瓜子温，杀虫无毒，
血吸绦蛔，大剂吞服，
铅丹微寒，解毒生肌，
疮疡溃烂，外敷颇宜。
樟脑辛热，开窍杀虫，
理气辟浊，除痒止疼。
炉甘石平，去翳明目，
生肌敛疮，燥湿解毒。

大风子热，善治麻风，
疥疮梅毒，燥湿杀虫。
孩儿茶凉，收湿清热，
生肌敛疮，定痛止血。
木槿皮凉，疥癣能愈，
杀虫止痒，浸汁外涂。
蚤休微寒，清热解毒，
痈疽蛇伤，惊痫发搐。
番木鳖寒，消肿通络。
喉痹痈疡，瘫痪麻木。
药四百余，精制不同，
生熟新久，炮煅炙烘。
汤丸膏散，各起疲癃，
合宜而用，乃是良工。
云林歌括，可以训蒙，
略陈梗概，以俟明公。
理加斫削，济世无穷。

旧制市斤、两、钱、分、厘与公制公斤、克数之间的换算

自国家对中药处方计量进行改革之后，为剂量的统一规范、国际国内商业运作等方面带来诸多好处的同时，也对查阅和应用中医文献资料，尤其是阅读、理解古医籍等造成了一些不便，甚至个别还会无意中产生一些误解导致出现差错，因而不同程度地影响到临床工作。为尽量减少此类情况的出现，现将旧制和公制之间的剂量换算再作一次回顾，以供需要时参考。

1 公斤 = 2 市斤 = 1000 克，

1 市斤 = 500 克。

因旧制 1 斤 = 16 两，

故：1 两 = 500 克 ÷ 16 = 31.25 克。

1 两 = 10 钱，

1 钱 = 3.125 克，

1 分 = 0.3125 克，

1 厘 = 0.03125 克。

为便于实用，按小数点或后至 1、2 位四舍五入计法，即：

1 市斤 = 16 两 = 500 克，

1 两 ≈ 31 克，

1 钱 ≈ 3 克，

1 分 ≈ 0.3 克，

1 厘 ≈ 0.03 克。

关于汉唐时代古医籍中药物用量“两”的考证

在包括汉唐及以前的中医著作中，如《伤寒杂病论》《金匮要略》《备急千金要方》等药物用量上，均与现代有很大差异，不可混淆。而在古时用药计量的名称中，唯有“两”尚易于与后世相联系，如“锱”“铢”等均已不再使用，故“两”也就成了历来考证的重点。

但是，由于历代度量衡制度不断变革，虽经多方考证，结论仍较难统一，如李时珍便有“今古异制，古之一两，今用一钱可也”之说；张景岳则谓“古一两为六钱”；陈修园却认为“愚按，诸说颇有异同，大抵古之一两，今折为三钱。不泥于古而亦不离于古也”。

根据以上三位医家的意见，陈氏所提较为合理，也便于实际应用，故后世采纳者也较多。这样，按此法折算，古时一两也就约等于今时三钱，其所对应之公制便为 9 ~ 10 克（按上条方式折算），余则可类推。现举《伤寒论》麻黄汤为例：方中麻黄用三两，依陈氏法折合约为 27～30 克，因原方服法为“煮取二升半，去滓，温服八合”（十合为一升），即应将一剂而分成 3 服，则每服之用量应可达 9～10 克。（如若对照现行高等医药院校教材《方剂学》的拟用剂量，则被定为每剂 6 克——参见许济群主编《方剂学》，上海科学技术出版社，1985 年 6 月第 1 版）

煎药与服药法

煎药和服用中药均有一定要求，如不加注意，可直接影响疗效，甚或招致意外事故发生。

煎煮汤药时，应先将药物放入砂锅（搪瓷锅或铝锅亦可，但忌用铁锅），加冷水至高出药物约 3 厘米（第二煎稍高出即可），浸泡 5 至 10 分钟，然后煎煮。加热到沸后，应每隔 3 至 5 分钟用筷子搅拌 1 次。约煎煮 20 分钟，即可趁热倒至杯中，待温后趁热服用。解表药煎煮时间宜短些，约沸后15分钟即可。滋补类药则以煎30分钟或更长一些时间为宜。解表药宜用武火急煎，而补益药宜用文火慢煎。一剂药通常煎2次，第二煎可于第一煎药汁倒出后接着加水再煎，然后将煎好的药汁与第一煎的混和，分两次或数次服用；也可在服第二煎之前进行煎煮。但不论何种方式，药均应热服，如遇药冷，便应重新加热后服用。对于汤药需冷服者，应另作交代。一般病人，每日用药1剂，煎2次，上下午分服；遇特殊情况，也可一昼夜连用 2 ~ 3 剂，分煎 4 ~ 6 次服用。通常服药时间应与饮食时间相距半小时至 1 小时为宜。补益药可安排在饭前，攻下药宜空腹，治疟药宜在发作前 1 ~ 2 小时，安眠药应睡前服等。急性病服药不拘何时，而呕吐病人则又宜用少量频服的方法。妇女服用调经药，如经行较规则，可安排在临近经期 3 ~ 5 日前开始服用。

在药物煎煮过程中，根据药物质地或易挥发性等，可另有要求。这些通常已在处方中被标明。

先煎：矿石或质地较坚硬的贝壳类药物，如生石膏、煅磁石、牡蛎、石决明、珍珠母等，应先入锅加适量水加热至沸，煎10分钟后，再倒入已浸泡的其他药中同煎。某些具有较强毒性的药物，需通过先煎以减其毒性者，遇此类药时医生及药师也会特别叮嘱，如生附子、生半夏之类。

后下：具有易挥发性的药物，如薄荷、钩藤、砂仁、白蔻仁、肉桂等，可于首煎时在其他药物煎煮结束前3～5分钟放入。

包煎：含有黏性成分易呛或过于细小的药物，煮时易黏锅焦糊，如车前子、海金沙；药有绒毛，服时易刺激咽喉致呛咳，如旋覆花、枇杷叶；药成粉状，易使药液混浊，如滑石、黛蛤散、失笑散、六一散等；均需用小棉布袋包好，然后再与其他药一起入煎。

另煎：贵重药物，为了更好煎出其有效成分，应用锅另煎，如人参、西洋参等。煎后药液分次兑入其他药汁中一起服用。

烊化：久煎易黏锅致焦或容易附着他药而影响药效的，如阿胶、龟甲胶、鹿角胶等，应加入已煎好并倒出的其他药汁中，另用锅炖烊化开，然后服用。

冲或吞服：贵重或用量较少的药物，如参三七、牛黄、朱砂等，或研成粉末，随汤剂一起冲服，或别用温开水吞服。

服药时患者宜情绪安定。需服药发汗者，应服后安卧，覆被取汗，也可同时加服热粥以助发汗。如服催吐药，可以手指探入喉中引吐。药后一般均应休息片刻，以便消化吸收。部分病人服药后会出现烦闷不安等，称为“瞑眩”，常为药物发生效用的反应，逾时即可平复；如反应过剧，可适当处理。

妊娠妇女，服药应有所禁忌。一般可分为禁用和慎用二类。禁用的大多是毒性较强或药性峻猛的药物，如巴豆、牵牛、大戟、斑蝥、麝香、三棱、莪术、水蛭、虻虫等；慎用的包括通经祛瘀、行气破滞以及辛热、滑利等药物。如桃仁、红花、大黄、枳实、附子、肉桂、半夏、冬葵子等。这些药物具有堕胎作用，使用不当可导致流产。

编后语

我从医已近60载，虽曾参与教育与科研等有关工作，却一直未脱离医疗业务。常年在医院的门诊、急诊、病房，交相流转，服务病人，工作踏实，不敢稍有懈怠。年深月久，病者众多。如今已入耄耋之年，“医务生涯”却仍欲罢而不能。由于还要经常看病，为不负病家厚望，还会不时拿出供背诵用的一本经自行汇集、装订，含有药性、方歌、针灸经穴等内容的小册子，来认真翻阅复习，以备不时之需，其中尤以《汤头歌诀》翻阅最多。因为有些不常用的知识还会遗忘。老辈中医有言，如果在过去学中医，一般只要熟读了“汤头”，也就能看看病了。这虽有点言过其实，但也说明了背诵“汤头”的重要性。确实，现实诊务中，我感到连“汤头”都不太重视记诵的人，将是很难担当好中医这个角色的，虽然事实上这样的人还并不少。至于对中药的掌握，我还是主张使用“分类掌握法”。可先熟悉药物的“主治分类”和药性之“寒热温凉平”（可参用一般中药书中常有的表格法或自行分类设置），然后再记住每种药的个性特点，如麻黄平喘利尿，桂枝解肌通阳等。回忆我在当初入大学时，虽然学校中药教研组老师曾以集体名义编有《中药学药性赋》，并曾要求背诵，至少熟读，但由于感到药物毕竟较多，背起来琐碎、麻烦，加之后来课上也并无强行要求背诵，因之也就只是熟读了一阵。其实，在往后的工作实践中才逐渐感到，熟读还是不行的，时间长了就会淡忘。最近翻出了老版的《中药学药性赋》，感到还很亲切，对当时未能记诵似颇有些悔意（当然对背诵确有困难，尤其稍年长者，可不必勉强；但还建议熟读，获益必多）。现将其略加整理，既作温馨回顾，更由衷向业内诸君加以热忱推荐。相较历来有关药性的“赋”“诀”类供诵读的文字，此赋编写颇具独到之处，其特点即是“简要、易学、易用”。编纂者先以药物的治疗作用加以分篇命名，这样就可在分条叙述时，作出相应省略，然后再将其他较重要的功用随条标出；又因以治法为前提，自然就更能方便临床应用。如以“荆芥”为例，由于先已列入“解表药”之中，故其解表作用即可免重述，这时再将“利咽喉而理血疗疮”的其他功效补上，简而明之。文字少了，背诵就会轻松，易于记熟、记牢。而且，在每篇中其实还有分类，如“解表药”中就有“温”“凉”之别，前者宜于“风寒”，后则宜于“风热”；“清热药”中便有“清热降火”“清热燥湿”“清热解毒”“清热凉血”等区分，也就能体现出每种具体药物“寒、热、温、凉”的不同属性。这些，学者通过诵读，自能逐步领略。据本人所知，具备这一特点的诗、赋并不多，如其日久湮没，将不无可惜；而能有此篇之继续存留，至少也可为后学者多提供一项选择。这也是愚下一介“苦心”之所在。本册籍在重订并成稿过程中，我名下“全国及江苏省名老中医药传承工作室”的杜斌和石瑞霞两位成员，曾提供大力支持和帮助，谨此致谢！

尤松鑫

写于念慈堂医斋余生阁

2020 年 10 月 10 日

06检